BEI GRIN MACHT SICH IHR WISSEN BEZAHLT

AF136081

- Wir veröffentlichen Ihre Hausarbeit, Bachelor- und Masterarbeit

- Ihr eigenes eBook und Buch - weltweit in allen wichtigen Shops

- Verdienen Sie an jedem Verkauf

Jetzt bei www.GRIN.com hochladen und kostenlos publizieren

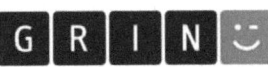

Präventionsmaßnahmen zur Vorbeugung und Reduzierung von Herz-Kreislauf-Erkrankungen in einem mittelständischen Unternehmen

Thi Nga Nguyen

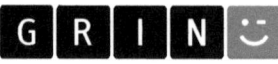

Bibliografische Information der Deutschen Nationalbibliothek:

Die Deutsche Nationalbibliothek verzeichnet diese Publikation in der Deutschen Nationalbibliografie; detaillierte bibliografische Daten sind im Internet über http://dnb.d-nb.de abrufbar.

ISBN: 9783346813343
Dieses Buch ist auch als E-Book erhältlich.

Druck und Bindung: Books on Demand GmbH, Norderstedt Germany
Gedruckt auf säurefreiem Papier aus verantwortungsvollen Quellen

Das vorliegende Werk wurde sorgfältig erarbeitet. Dennoch übernehmen Autoren und Verlag für die Richtigkeit von Angaben, Hinweisen, Links und Ratschlägen sowie eventuelle Druckfehler keine Haftung.

Das Buch bei GRIN: https://www.grin.com/document/1326051

Hausarbeit

Präventionsmaßnahmen zur Vorbeugung und Reduzierung von Herz-Kreislauf-Erkrankungen in einem mittelständischen Unternehmen

abgegeben am 03. Oktober 2021

SRH Fernhochschule

Modul:	Gesundheitspsychologie
Studiengang:	Ernährungswissenschaft und Prävention (B.Sc)

von

Thi Nga Nguyen

Studiengang:	Ernährungswissenschaft und Prävention (B.Sc)

2

Abkürzungsverzeichnis

Abb.	Abbildung
Baua	Bundesanstalt für Arbeitsschutz und Arbeitsmedizin
BGM	betrieblicher Gesundheitsmanagement
Bmbf	Bundesministerium für Bildung und Forschung
bspw.	beispielsweise
bzw.	beziehungsweise
d.h.	das heißt
et al.	Lat.: et alii = Dt.: und andere
etc.	et cetera = Dt.: und so weiter
e.V.	eingetragener Verein
HAPA	Health Action Process Approach
HBM	Heath Belief Model
KHK	Koronare Herzkrankheit
Lt.	Laut
Mio.	Millionen
Mrd.	Milliarden
o.g.	oben genannt
PrävG	Präventionsgesetz
RKI	Robert-Koch-Institut
s.	siehe
S.	Seite
SIT	Stressimpfungstraining
SKT	Sozial-kognitive Theorie
SWE	Selbstwirksamkeitserwartung
TTM	Transtheoretisches Modell
WHO	World Health Organization
z.B.	zum Beispiel

Abbildungsverzeichnis

[Die Abbildung 1 ist aus urheberrechtlichen Gründen nicht im Lieferumfang enthalten.]

Anlagenverzeichnis

[Die Anlage 1 ist aus urheberrechtlichen Gründen nicht im Lieferumfang enthalten.]

1. Einleitung

Die zunehmende Digitalisierung in der heutigen modernen Arbeitswelt führt zu einem Wandel von der Hand- zur Kopfarbeit. Das hat zur Folge, dass immer mehr Menschen ihre Arbeit im Sitzen verrichten. Hinzu kommen gesteigerte Anforderungen, was zusätzlich den Stresspegel erhöht. Bewegungsmangel, Übergewicht und Bluthochdruck sind die Folgen, die zu Herz-Kreislauf-Erkrankungen führen, bis hin zu Schlaganfall und Herzinfarkt.

Herz-Kreislauf-Erkrankungen verursachen im Jahre 2015 in Deutschland mit 46,4 Mrd. Euro anteilig die höchsten Krankheitskosten und waren die häufigste Todesursache (s. Anlage 1: Todesfälle in Deutschland – Häufigste Todesursachen).

[Die Abbildung ist aus urheberrechtlichen Gründen nicht im Lieferumfang enthalten.]

Abbildung 1: Herz-Kreislauf-Erkrankungen verursachen höchste Kosten
(Quelle: Nier, Hedda (2017): Herz-Kreislauf-Erkrankungen verursachen höchste Kosten. In: Statista, 29.09.2017. Online verfügbar unter https://de.statista.com/infografik/11301/herz-kreislauf-erkrankungen-verursachen-hoechste-kosten/, zuletzt geprüft am 11.09.2021)

Viele Menschen sind sich ihres gesundheitlichen Risikoverhaltens bewusst und einige nehmen auch eine Verhaltensänderung vor. Jedoch ist es oftmals sehr schwierig, diese dauerhaft umzusetzen. An diesem Punkt setzt die gesundheitliche Betriebsförderung an, um die Mitarbeiter tatkräftig bei ihrem Vorhaben zu motivieren und zu unterstützen, da gesunde und zufriedene Mitarbeiter auch leistungsfähiger sind. Fühlt sich der Mitarbeiter wertgeschätzt, wird die Unternehmenskultur gefördert und das Zusammengehörigkeitsgefühl gesteigert. Dadurch, dass das Unternehmen sich nicht nur offen gegenüber der sozialen Verantwortung zeigt, sondern diese auch aktiv begleitet, steigert es zusätzlich seine Wettbewerbsfähigkeit.

In dieser Hausarbeit werden verschiedene Präventionsmaßnahmen vorgestellt, die in einem mittelständischen Unternehmen langfristig umsetzbar und auch finanziell tragfähig sind. Zuerst werden die verschiedenen Gesundheitsmodelle theoretisch erläutert, die zur Änderung von Gesundheitsverhalten beitragen. Je nach Schwerpunkten finden sie im Praxisteil bei den unterschiedlichen Interventionsmaßnahmen Anwendung. Dabei werden nicht nur verhaltenspräventive Ideen, sondern auch verhältnispräventive detailliertere Ansätze berücksichtigt.

Im Anschluss erfolgt eine Diskussion über mögliche Umsetzungsschwierigkeiten eines betrieblichen Gesundheitsmanagements (BGM). Das Fazit über die gewonnenen Ergebnisse und Anregungen bilden den Abschluss.

2. Modelle des Gesundheitsverhaltens

Gesundheitsmodelle wurden in den letzten Jahrzehnten entwickelt, um „besser zu verstehen, wieso bestimmte Einflüsse zum gewünschten Erfolg führen oder auch gerade nicht" (Lippke & Renneberg, 2006, S. 35). Es gibt verschiedene Möglichkeiten, die Gesundheitsmodelle zu ordnen. Knoll et al. (2017b) unterteilen sie in verschiedene Gruppen (Knoll et al. 2017b, S. 26-27):
- Kontinuierliche Prädiktionsmodelle
- Dynamische Stadienmodelle
- Integrative Modelle

Bei **kontinuierlichen Prädiktionsmodellen** werden die generellen Faktoren (Prädiktoren) identifiziert, von denen angenommen wird, dass sie mit einer gewissen Wahrscheinlichkeit eine Verhaltensänderung herbeiführen. Es wird nicht auf einzelne Personen individuell eingegangen, auch befinden sich die Personen in einem Kontinuum. Das hat bei Interventionsprogrammen zur Folge, dass alle Personen am gleichen Programm teilnehmen.

Bei **Stadienmodellen** befinden sich die Personen, wie der Name es bereits impliziert, in verschiedenen Stadien mit unterschiedlichen Bedürfnissen und Herausforderungen. Je nach Phase und Hindernis muss die Intervention individuell eingestellt werden (Knoll et al. 2017b, S. 27). Bei den **integrativen Modellen** werden Elemente der Prädiktions- und Stadienmodelle kombiniert und sind daher komplexer.

2.1. Beispiele für Prädiktionsmodelle

2.1.1. Das Modell gesundheitlicher Überzeugung (HBM)

In den 50er Jahren wurde das Modell gesundheitlicher Überzeugungen (Health Belief Model; HBM) entwickelt (Knoll et al. 2017b, S.31). Das HBM geht davon aus, dass die Wahrscheinlichkeit einer Verhaltensänderung mit dem Grad der wahrgenommenen Gesundheitsbedrohung steigt. Je nach der empfundenen Verwundbarkeit (= subjektive Vulnerabilität) und Schweregrad einer Krankheit variiert die Bereitschaft zu einer Verhaltensänderung (Knoll et al. 2017b, S.31).

Neben der wahrgenommenen Gesundheitsbedrohung wird die Wirksamkeit der Gegenmaßnahme zusätzlich anhand einer Bilanz aus subjektivem Nutzen und den Kosten einer Maßnahme gemessen und bewertet (Knoll et al. 2017b, S.32). Will ein Individuum sich mehr bewegen, um fitter und gesünder zu werden, müssen im Vorfeld Ausgaben getätigt werden wie etwa für Beiträge im Fitnessstudio oder geeignete Laufschuhe zum Joggen. Der Nutzen einer Verhaltensänderung wäre eine Erhöhung der Herz-Kreislauf-Leistungsfähigkeit und damit einhergehend die Reduktion des Risikos für eine Herz-Kreislauf-Erkrankung, da sportliche Aktivitäten gewichtsreduzierend, blutsenkend und cholesterinregelnd wirken.

2.1.2. Die Sozial-kognitive Theorie von Bandura (SKT)

Die sozial-kognitive Theorie von Bandura (SKT) ist eines der bekanntesten kontinuierlichen Prädiktionsmodelle. Bandura geht davon aus, dass Ziele relevant sind, um ein Verhalten zu ändern. Von zentraler Bedeutung ist die „Selbstwirksamkeitserwartung" (SWE), welche die Einschätzung der eigenen Kompetenzen und Fähigkeit beschreibt, ob eine bestimmte Verhaltensänderung erfolgreich eingehalten werden kann. Je höher die Einschätzung, desto wahrscheinlicher kann die Person ihr Ziel (= Verhaltensänderung) erreichen. Dabei spielen 4 Faktoren eine unterstützende Rolle (Knoll et al. 2017b, S.29-30):

1. Eigene Erfolgserfahrungen
2. Stellvertretende Erfahrungen (Vorbilder, die erfolgreich Ziele umgesetzt haben)
3. Verbale Verstärkung (Zuspruch durch das soziale Umfeld)
4. Physiologische und affektive Zustände (Freude, Stolz etc.)

Weitere Einflussfaktoren sind die Ergebniserwartung und soziokulturell behindernde und unterstützende Faktoren (Knoll et al. 2017b, S.27-31). Beispiel: Eine übergewichtete Person verliert aufgrund einer Verhaltensänderung, verbunden mit einer Ernährungsumstellung, an Gewicht. Die Ergebniserwartung ist eingetroffen, weil dadurch der Blutdruck sinkt und das Risiko für ein Schlaganfall minimiert wird. Auf der einen Seite erfährt die Person Zuspruch und Bestärkung aus dem sozialen Umfeld, weiterzumachen. Andererseits kann die Umstellung auf gesunde Lebensgewohnheiten vom Umfeld als Übertreibung wahrgenommen und als solche betitelt werden, weil dies einhergeht mit Einschränkungen des Soziallebens bei vermeintlich ungesunden Aktivitäten wie Pizza-Abende mit Freunden.

2.2. Beispiel für ein Stadienmodell: das transtheoretische Modell (TTM)

Unter den Stadienmodellen ist das transtheoretische Modell (TTM) das bekannteste. Beim TTM werden die Kriterien aus verschiedenen Theorien abgeleitet, worauf der Name bereits hinweist.

Ursprünglich in den 80er Jahren von den beiden Psychologen Prochaska und DiClemente zur Raucherentwöhnung entwickelt, findet das TTM heutzutage auf verschiedenste Gesundheitsverhaltensweisen Anwendung (Prochaska & DiClemente, 1983).

In diesem Phasenmodell gibt es 6 verschiedene Phasen, die das Individuum zeitlich durchlaufen muss, um eine dauerhafte Verhaltensänderung zu erreichen (Knoll et al., 2017b, S. 53).

1. Präkontemplation

In dieser Phase haben die Menschen keine Absicht, ihr Verhalten zu ändern. Sie sind sich nicht bewusst, dass Ihr Verhalten zukünftig Probleme verursachen kann (z.B. Rauchen oder übermäßiger Alkoholkonsum können Bluthochdruck verursachen.)

2. Kontemplation

Hier werden sich die Menschen der Problematik bewusst und denken ernsthaft über eine Verhaltensänderung nach (z.B. mit dem Rauchen aufzuhören oder den Alkoholkonsum zu reduzieren).

3. Vorbereitung

Planung und Vorbereitung stehen im Mittelpunkt, um die Verhaltensänderung durchzuführen (z.B. die Anzahl der Zigaretten wird reduziert bzw. die Anlässe, an denen Alkohol getrunken werden darf, fixiert und schriftlich festgehalten).

4. Handlung

In diesem Zeitabschnitt lassen die Menschen Ihrem Plan Taten folgen. Die Verhaltensänderung wird umgesetzt.

5. Aufrechterhaltung

Von Aufrechterhaltung wird gesprochen, sobald die Menschen mehr als 6 Monate die Verhaltensänderung konsequent befolgen. Darüber hinaus versuchen sie, mögliche Rückfälle vorzubeugen und zu stabilisieren. Der Zeitraum dieser Phase beginnt ab dem 6sten Monat und dauert bis zu 5 Jahre.

6. Termination

Nach 5 Jahren befinden sich die Menschen, die ihr Problemverhalten komplett aufgegeben haben, in der letzten Phase der Termination. Mit Beginn dieser Phase besteht auch keine Gefahr von Rückfall mehr, da die Verhaltensänderung zur Gewohnheit geworden ist.

Das TTM integriert sowohl Einstellungs- als auch Verhaltensänderungen. Die beiden ersten Phasen beeinflussen die Einstellung, während Phase 3, 4 und 5 eine Verhaltensänderung nach sich ziehen. Bei der 6. Und letzten Phase ist hingegen wieder die Einstellung ausschlaggebend.

Da die Reize und Ziele in den unterschiedlichen Phasen unterschiedlich sind, müssen die Interventionen auf die Situationen in der jeweiligen Phase angepasst sein. Allerdings sind die Reize und Gedanken der Menschen, die sich in der gleichen Phase befinden, ähnlich.

2.3. Beispiel für ein integratives Modell: das sozial-kognitives Prozess-modell gesundheitlichen Handelns (HAPA)

Wie bereits im Punkt 2 erwähnt, kombiniert das integrative Modell die Theorien der Prädiktions- und Stadienmodelle. Das sozial-kognitive Prozessmodell gesundheitlichen Handelns (Heath Action Process Approach; HAPA) von Schwarzer (2004) ist ein solches Modell (Schwarzer, 2004).

Abbildung 2 gibt einen ersten Überblick über die einzelnen Komponenten des HAPA-Modells.

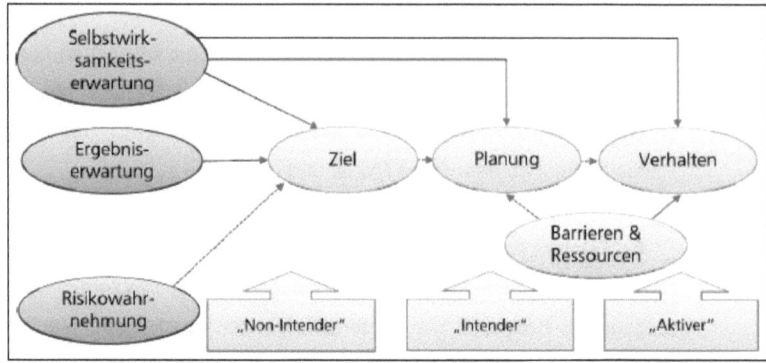

Abbildung 2: Das sozial-kognitive Prozessmodell gesundheitlichen Handelns
nach Schwarzer.
(Quelle: Lippke und Renneberg 2006, S. 57)

Wie bei einem Stadienmodell unterscheidet HAPA unterschiedliche Phasen, die
der Mensch nacheinander durchläuft. Erst nach einem Entscheidungs- und Mo-
tivationsprozess erfolgt die Zielsetzung, die eine Verhaltensänderung nach sich
zieht.

„Non-Intender" oder auch „Unmotivierte" befinden sich in der ersten Phase =
präintentionale bzw. motivationale Phase (Lippke und Renneberg, 2006, S. 56).
Sie haben noch keine Gedanken daran verschwendet, ihr Verhalten zu ändern.
Meist liegt es daran, dass sie sich des Risikos nicht bewusst sind. Um eine Änderung herbeizuführen, werden 3 Faktoren herangezogen: Selbstwirksamkeitserwartung, Handlungsergebniserwartung und die Risikowahrnehmung.

Durch die Risikowahrnehmung nimmt das Individuum die Gefahren wahr, die
sein eigenes Verhalten hervorruft und schätzt subjektiv ab, welche Auswirkungen
und in welchem Ausmaß sie für ihn relevant sein können. Damit wird der Ent-
scheidungsprozess angestoßen und die Motivation, das risikobehaftete Verhalten zu ändern. Bei der Handlungsergebniserwartung wägt die Person die positiven und negativen Konsequenzen einer Verhaltensänderung gegeneinander ab.
Eine Person will z.B. mehr Sport aktiv in ihrem Leben integrieren, weil Bewegung
das Übergewicht reduzieren und dadurch Kreislauferkrankungen vorgebeugt
werden können. Dafür muss sie jedoch ihr Tagesablauf anders gestalten, was
Überwindung kostet.

Wichtig für diese Entscheidung ist daher vor allem die Selbstwirksamkeitserwartung. Je höher die eigene Erwartung und Selbstvertrauen, eine Verhaltensänderung umzusetzen und auch durchzuhalten, desto wahrscheinlicher wird das Ziel erreicht. Dadurch werden auch indirekt die Planung und Handlung beeinflusst, da Barrieren den Veränderungswillen nicht so leicht aus dem Konzept bringen können und Ressourcen an den richtigen Stellen eingesetzt werden.

Mit der aktiven Entscheidung zur Verhaltensänderung wird das Individuum von „Non-Intender" zum „Intender". Der „Motivierte" tritt in die postintentionale bzw. volitionale Phase ein. Der erste Schritt in der präaktionalen Phase beginnt mit der Planung. Hier ist es sehr wichtig, den Ablauf so konkret wie möglich zu definieren, um auf alle Eventualitäten und Hindernissen vorbereitet zu sein. Am Beispiel Sport muss die Person die Planung mit Angabe des Zeitpunkts, der Sportart, Dauer sowie Häufigkeit präzisieren. („Ich werde jeden Montag und Donnerstag ab 19 Uhr 40 Minuten joggen.") Wichtig in dieser Planungsphase gehört - neben den Interventionsmaßnahmen - auch die Planung von Bewältigungsstrategien. („Wenn es regnet und Joggen nicht möglich ist, dann gehe ich ins Schwimmbad und ziehe 20 Bahnen.") Eine zentrale Rolle nimmt hier die SWE ein. Die Person muss davon überzeugt sein, dass die Pläne realistisch umsetzbar sind.

Sobald die gefassten Pläne aktiv angegangen und umgesetzt werden, befindet man sich in der aktionalen Phase und wechselt vom Status „Intender" zum „Aktiven". Knoll unterteilt diesen Prozess der Handlung in 3 Unterphasen: die Initiierung, Aufrechterhaltung und Wiederherstellung (Knoll et al. 2017, S. 51). Nach der Handlungsausführung (= Initiierung) muss permanent kontrolliert werden, ob die Planung auch eingehalten wird. Wenn dem nicht so ist, so sollte mit Hilfe von Durchhaltestrategien und Ressourcen die Ziele aufrecht- bzw. wiedergestellt werden. Eine wichtige Ressource ist die soziale Unterstützung der Partner, entweder passiv verbal oder mittels eigener aktiver Beteiligung.

Abschließend wird in der postaktionalen Phase die Handlung nach Erfolg oder Misserfolg bewertet. Bei Erfolg steigt natürlich die Motivation und das Selbstvertrauen, was die SWE erhöht und weitere „neue" Verhaltensweisen erleichtert. Im Fall von Misserfolg kann ein Abbruch des „neuen" Gesundheitsverhalten nach

sich ziehen (Disengagement). Daher ist es wichtig, hier Rückfallinterventions-
maßnahmen zur Verfügung zu stellen, um zu einer Wiederaufnahme des ur-
sprünglichen Ziels zu motivieren (Knoll et al. 2017, S. 50).

2.4. Die transaktionale Stresstheorie von Lazarus

Der Begriff Stress wird heutzutage in der Gesellschaft sehr undifferenziert eingesetzt und umschreibt oftmals eine momentane Befindlichkeit, in der sich die Menschen überfordert fühlen. Sie empfinden „Stress" oder reagieren „gestresst" auf
eine bestimmte Situation.

In der Psychologie gibt es verschiedene Theorien und Herangehensweisen, um
„Stress" zu beschreiben und ihre Entstehung zu erklären. Die bekannteste und
einflussreichste ist die transaktionale Stresstheorie, die von Richard Lazarus und
Kollegen entwickelt wurde (Lazarus und Folkmann 1984a).

In der transaktionalen Theorie wird die Interaktion zwischen dem Menschen und
der Umwelt als Prozess gesehen. Ein weiterer Einflussfaktor bildet die Erfahrungen des Menschen, die er einfließen lässt, um einen Reiz (= Stressor) oder bestimmte Situationen zu bewerten. Eine Stresssituation entsteht erst dann, wenn
der Betroffene dem nichts entgegensetzen kann. Das Zusammenspiel zwischen
Menschen und Situation, bei dem sich beide gegenseitig beeinflussen, in dem
sie sich verändern und entwickeln, wird als Transaktion verstanden.

Lazarus unterscheidet dabei zwei Bewertungsprozesse: die Primärbewertung
und die Sekundärbewertung. Dabei werden „primär" und „sekundär" nicht unbe-
dingt zeitlich eingestuft, denn auch wenn die Bewertungen sich gegenseitig beeinflussen, können sie zeitgleich erfolgen.

In der Primärbewertung wird die Relevanz der Situation für das eigene Wohlbefinden – momentan und zukünftig – beurteilt. Bei Bestätigung der Relevanz für
die Person wird anschließend in der Sekundärbewertung überprüft, welche Möglichkeiten und Ressourcen zur Verfügung stehen, um den Anforderungen zu

begegnen. Entsprechend der subjektiven Wahrnehmung entstehen durch die Bewertung unterschiedliche Beurteilungen, wie Verlust, Bedrohung, Herausforderung oder Gewinn, die objektiv schwer messbar sind. Um Stresssituation zu bewältigen, unterscheidet Lazarus beim Coping die problem- als auch die emotionsorientierten Formen der Bewältigung. Bei dem problemorientierten Coping greift die Person aktiv handelnd in die Situation ein, um das Problem zu lösen. Voraussetzung dabei ist, dass sie die Kontrolle über die Situation hat. Wenn dem nicht so ist, kann die Nutzung der emotionsorientierten Bewältigung sinnvoll sein, die auf Emotionen und Kognitionen basiert (Schwarzer, 2004, S. 153-158).

Trotz der Kritik, dass die beiden Bewertungskomponenten objektiv sehr schwer messbar und daher nicht voneinander zu unterscheiden sind, lassen sich aus der Stresstheorie von Lazarus sehr gut Bewältigungsstrategien ableiten, die mittlerweile in vielen Interventionsprogrammen integriert wurden (Baumann, R., Daniel, S., Jansen, L., 2020).

3. Betriebliche Gesundheitsförderung von Herz-Kreislauf-Erkrankungen

3.1. Unternehmenssituation und Vorhaben

Krankheitsbedingte Abwesenheit bedeuten für ein Unternehmen nicht nur organisatorische Probleme im Hinblick auf den Aufwand für Mitarbeiter-Vertretungen, sondern sind auch mit erheblichen Kosten verbunden.
Laut Bundesanstalt für Arbeitsschutz und Arbeitsmedizin verzeichnete die Wirtschaft in 2019 durch Arbeitsunfähigkeit einen Produktionsausfall von 88 Mrd. Euro, Tendenz steigend (Volkswirtschaftliche Kosten durch Arbeitsunfähigkeit 2019 (Bundesanstalt für Arbeitsschutz und Arbeitsmedizin [Baua])).

Daher ist Gesundheit nicht nur ein privates Thema von Mitarbeitern. In den letzten 20 Jahren hat die betriebliche Gesundheitsförderung nicht nur durch ein verändertes Bewusstsein für Gesundheit und Wohlbefinden, sondern auch durch Aktivitäten der WHO und Gesetze auf europäischer und nationaler Ebene an Bedeutung gewonnen. Seit 25.07.2015 trat das Präventionsgesetz – PrävG zur

Stärkung der Gesundheitsförderung und der Prävention in Kraft. „Denn Prävention und Gesundheitsförderung sollen dort greifen, wo Menschen leben, lernen und arbeiten: In der Kita, der Schule, am Arbeitsplatz und im Pflegeheim." (www.bundesgesundheitsministerium.de)

Einer der häufigsten Gründe für krankheitsbedingtes Fehlen ist auf Herz-Kreislauf-Erkrankungen zurückzuführen. Darunter werden sämtliche Erkrankungen des Herzens und der Blutgefäße zusammengefasst. Dabei spielen die Koronare Herzkrankheit (KHK) und der Schlaganfall die größte Rolle (RKI: Gesundheit in Deutschland 2015: Kapitel 02. Wie steht es um unsere Gesundheit).

Werden diese Erkrankungen frühzeitig durch Vorsorgeuntersuchungen oder erste Symptome erkannt, können sie sehr gut medikamentös behandelt werden. Heutzutage gibt es viele erfolgreiche Behandlungsmethoden, sodass hier die Sterberate seit 1970 um 25 Prozent zurückgegangen ist (RKI: Gesundheit in Deutschland 2015: Kapitel 02. Wie steht es um unsere Gesundheit).
Das Tückische an Herz-Kreislauf-Erkrankungen ist nicht nur die schleichenden Symptome-Erscheinungen, die von den Betroffenen oftmals nicht bemerkt werden und dauerhaft wie bei Bluthochdruck zu Schäden an lebenswichtigen Organen wie Herz, Gehirn, Nieren und Augen führen können. Im schlimmsten Fall können Herzinfarkte zu irreversiblen Folgeschäden und Lähmungen führen, die nicht behandelt werden können und die Lebensqualität langfristig negativ beeinflussen.

Es gibt eine Vielzahl von Risikofaktoren, die zu einer Herz-Kreislauf-Erkrankung führen können. Dabei werden zwischen modifizierbaren und nicht modifizierbaren Faktoren unterschieden. Erkrankungen wie Bluthochdruck, eine Volkskrankheit, von der in Deutschland ca. 20 Millionen der erwachsenen Menschen betroffen sind, Diabetes mellitus, Adipositas durch gesundheitsschädigende Verhaltensweisen wie Bewegungsmangel, Nikotin und übermäßiger Alkoholkonsum, ungesunde Ernährung und Stress stellen beeinflussbare Risikofaktoren dar. Unter nicht modifizierbaren Faktoren gehören beispielsweise das Alter, Geschlecht und die genetische Disposition (RKI: Gesundheit in Deutschland 2015: Kapitel 02. Wie steht es um unsere Gesundheit; Knoll et al. 2017, S. 184).

Neben der Implementierung von Präventionsmaßnahmen ist auch die Aufklärung über gesundheitliche Risikofaktoren Gegenstand vom BGM. Darüber hinaus wird zusätzlich zwischen verhaltens- und verhältnisorientierten Interventionen unterschieden. Während die Verhältnisprävention sich auf Arbeitssysteme und Personengruppen bezieht, also strukturorientiert ist, konzentriert sich die Verhaltensprävention auf einzelne Menschen. Ziel von verhältnisorientierten Maßnahmen ist vor allem die Verbesserung von Produktivität, Qualität und Fluktuation. Für die Verhaltensprävention steht das Ziel der Reduzierung krankheitsbedingter Fehlzeiten an erster Stelle. Grundsätzlich bedingen sie sich jedoch gegenseitig und eine Kombination beider Präventionsarten ist unerlässlich (Ulich-Wülser, 2018, S. 17-18).

3.2. Verhaltensprävention: Ernährung

„Essen ist Liebe, Wohlgefühl, Heimat – etwas, wovon wir ungerne lassen und was wesentlich stärker von unserer Kultur geprägt ist als von rationaler Einsicht." (Prof. Dr. Andreas Michalsen 2019). Dieses Zitat macht deutlich, welchen entscheidenden Einfluss die Ernährung auf unser Wohlbefinden hat. Es zeigt jedoch auch die Problematik von Empfehlungen zum richtigen Ernährungsverhalten, da es sich in der Regel um ein emotional aufgeladenes Thema handelt.

Allerdings führt eine unausgewogene Ernährung nach Schätzung des WHO in etwa 50 bis 70 Prozent zu chronischen Erkrankungen, zu denen Herz-Kreislauf-Krankheiten, Diabetes mellitus Typ 2 und Krebserkrankungen zählen (RKI: Gesundheit in Deutschland 2015: Kapitel 03. Gesundheit in Deutschland 2015).

3.2.1. Ernährungsberater

Grundsätzlich wird in Deutschland zu jeder Jahreszeit eine ausreichende Lebensmittelversorgung angeboten, die auch relativ preiswert ist. Mangelerscheinungen kommen daher selten vor. Problematisch ist eher die Tatsache, dass sowohl Erwachsene als auch Kinder zu viel Fleisch konsumieren (RKI: Gesundheit

in Deutschland 2015: Kapitel 03. Gesundheit in Deutschland 2015). Für eine aus-
gewogene Ernährung empfiehlt die Deutsche Gesellschaft für Ernährung (Deutsche Gesellschaft für Ernährung e.V.) die 10 Regeln:

- Lebensmittelvielfalt genießen
- Gemüse und Obst – nimm „5 am Tag"
- Vollkorn wählen
- Mit tierischen Lebensmitteln die Auswahl ergänzen
- Gesundheitsfördernde Fette nutzen
- Zucker und Salz einsparen
- Am besten Wasser trinken
- Schonend zubereiten
- Achtsam essen und genießen
- Auf das Gewicht achten und in Bewegung bleiben

Die Komplexität einer gesunden Ernährung legt die Unterstützung durch einen
Ernährungsberater nahe. Bezugnehmend auf die Annahmen des HAPA-Modells
kann der Berater über die Risikoverhaltensweisen aufklären und damit den Start-
schuss für eine Verhaltensänderung geben. Je nach Hintergrundwissen und Le-
bensweisen der Mitarbeiter befinden sie sich in verschiedenen Stadien, die das
sozial-kognitive Modell von Bandura beschreibt. Wenn sich die Mitarbeiter des
Risikoverhaltens bewusst sind, befinden sie sich gemäß dem transtheoretischen
Modell in der Kontemplationsphase.

Nach der Aufklärung sollte die Möglichkeit geschaffen werden, einmal im Monat
bei Bedarf eine persönliche Beratung in einer Sprechstunde vor Ort zu arrangie-
ren. Bei einer Verhaltensänderung ist eine kontinuierliche Begleitung enorm
wichtig, dass der Fachexperte die „Intender" in allen Stadien unterstützend zur
Seite steht. Insbesondere in der postaktionalen Phase ist die Gefahr einer Abbruchrate groß, wenn die Handlung als Misserfolg bewertet wird, wenn bspw.
weniger Gewichtverlust als ursprünglich geplant erreicht wird.

3.2.2. Betriebseigene Kantine

Neben dem Einsatz eines Ernährungsberaters kann eine Kantine als sinnvolle Maßnahme betrachtet werden, damit die Mitarbeiter die Ernährungsansätze, die sie durch den Berater kennenlernen, konsequent umsetzen. Der Vorteil einer Kantine gegenüber eines Lieferservices besteht zum einen darin, dass das Unternehmen in einer Kantine das Angebot der Speisen besser kontrollieren kann. Bspw. können zwei Gerichte - ein vegetarisches Gericht und eines mit tierischen Eiweißen, eine kleine frische Salatbar und frisches Obst angeboten werden.

Darüber hinaus wird durch das gemeinsame Essen und Auswählen der Gerichte in der Kantine das soziale Miteinander gefördert. Menschen aus der sozialen näheren Umgebung dienen sozusagen als Vorbilder und nehmen dadurch Einfluss auf das Gesundheitsverhalten gemäß den Annahmen der sozial-kognitiven Theorie von Bandura. Bspw. empfehlen die eigenen Kollegen nach einem positiven Test die vegetarischen Gerichte, weil sie gut schmecken und gesund sind. Die sozialen Faktoren beeinflussen hier die Selbstwirksamkeitserwartung positiv, um eine Verhaltensänderung anzustoßen: in dem Fall, sich gesünder zu ernähren.

3.3. Verhaltensprävention: Bewegung

Körperlich aktive Menschen leben nicht nur länger, sondern sind auch gesünder und leistungsfähiger (Meninsk 2002). Das Risiko, an einer koronaren Herzerkrankung zu erkranken, ist bei körperlich inaktiven Menschen doppelt so hoch als bei aktiven. Anhand einer Vielzahl wissenschaftlicher Studien ist belegt, dass sportliche Aktivitäten sich positiv auf den Blutdruck, Cholesterinwert und Körpergewicht wirken, welche die wichtigsten Risikofaktoren für Erkrankungen des Herz-Kreislaufs darstellen (RKI: Gesundheit in Deutschland 2015: Kapitel 03. Gesundheit in Deutschland 2015).

Darüber hinaus beeinflusst Bewegung allgemein nicht nur die körperliche Gesundheit, sondern wirkt sich auch positiv auf die Psyche der Menschen aus und lindert Zustände wie Angst und Depression (Lippke und Vögele 2006, S. 199).

Dass sportliche Aktivität der Gesundheit nützt, kann für alle Altersgruppen angenommen werden. Insbesondere für Menschen, deren Berufsalltag häufig durch
sitzende Tätigkeiten oder monotone Bewegungsabläufe geprägt ist, bietet der
Sport einen wichtigen Ausgleich für das physische Befinden und wirkt vorbeu-
gend auf Rückenleiden.

3.3.1. Jobrad

Eine relativ leicht und schnell umzusetzende Maßnahme ist der Einsatz des
Jobrads - ein Dienstradleasing für Mitarbeiter – durch den Arbeitgeber. Diese
Methode ist sehr effizient, um Mitarbeitern zu mehr Bewegung zu motivieren und
dadurch fit zu halten. Die Arbeitnehmer profitieren davon, weil sie das Rad nicht
nur selbst aussuchen, sondern es für alle Zwecke, ob zur Arbeit, im Alltag, in den
Ferien oder beim Sport einsetzen können. Gegenüber einem herkömmlichen
Kauf sparen sie bis zu 40% der Kosten ein und gehen keine weiteren Verpflich-
tungen ein wie beispielsweise Wartung und Versicherung (www.jodrad.de).

Ein wichtiger Motivator für diese Interventionsmaßnahme bildet die Kosten. Ver-
gleicht man die Kosten mit dem Nutzen gemäß den Annahmen des Health Belief
Modells, so ist die Bilanz durchaus sehr positiv. Und je höher der Nutzen im Ver-
gleich zu den Kosten, desto höher ist die Bereitschaft der Menschen in Bezug
auf eine Verhaltensänderung.

3.3.2. Betriebseigener Fitnessraum mit regelmäßiger Unterstützung eines Fitnesstrainers

Sinnvoll ist auch ein betriebseigener Sport- bzw. Fitnessraum, damit die Beleg-
schaft ihre sportlichen Aktivitäten auf diese Art und Weise in ihren Berufsalltag
mitintegrieren können. Im Verlauf des Verhaltensänderungs-Prozesses stellen
oftmals die Planung und Organisation für Sportaktivitäten außer Haus eine nicht
unerhebliche Barriere dar, an denen die Zielerreichung oftmals scheitern kann.

Mit dem betriebseigenen Fitnessraum bietet das Unternehmen eine Ressource, die die Intentionsbildung erleichtert und zusätzlich stärkt.

Erfahrungsgemäß ist die Abbruchrate bei Sportprogrammen hoch. Man denke hier an die guten Vorsätze am Jahresanfang, zu denen auch regelmäßig mehr Bewegung und Sport gehören. Meistens endet dieser Vorsatz nach einem motivierten Start ins Fitnessstudio meistens dann, wenn andere nicht-sportliche Aktivitäten attraktiver und angenehmer erscheinen lassen.

Damit das Präventionsprogramm zielführend bleibt, sollte neben der Bereitstellung der Lokalität die regelmäßige Unterstützung durch einen Fitnesstrainer zur Seite gestellt werden, da die Selbstwirksamkeitserwartung für eine kontinuierliche Aufrechterhaltung der sportlichen Aktivitäten eine wichtige Rolle spielt. Der Fitnesstrainer kann die Mitarbeiter je nach ihren stadienspezifischen Selbstwirksamkeitserwartungen motivieren bzw. ermuntern.

Auch können in den Räumlichkeiten Kurse zur Stressbewältigungsmaßnahmen angeboten werden wie etwa Meditation, Entspannungsübungen oder Yoga.

3.3.3. Gruppenlauf – Walking oder Jogging

Für Mitarbeiter, die sich für sportliche Bewegung interessieren und aus unterschiedlichen Gründen den Fitnessraum ablehnen, wäre der Gruppenlauf eine geeignete Maßnahme. Diese Intervention spricht zumeist „Anfänger" an, die sich ihres Bewegungsmangel bewusst sind und eine Änderung vornehmen wollen. Alle Beteiligten einer Gruppe, sei es für Walking oder Jogging, befinden sich gemäß den Theorien des Prädiktionsmodell im gleichen Stadium. Dabei spielen die 4 Faktoren gemäß den Annahmen von Bandura eine wichtige Rolle, um das Ziel, sich mehr zu bewegen, zu erreichen. Eigene Erfolgserfahrungen aufgrund des geringen Lauflevels können hier schneller verbucht werden. Hinzu kommen physiologische und affektive Zustände wie Stolz über das Erreichte, aber auch das gute Gefühl nach einem erfolgreichen Lauf motivieren zusätzlich, die Intervention weiter zu betreiben.

3.4. Verhaltensprävention: Stressbewältigungsprogramme

Stress in der Arbeitswelt können durch verschiedene Situationen ausgelöst werden. Zum einen können es bestimmte Reize wie Lärm, arbeitsorganisatorische Stressoren wie Zeitdruck sein, die im Punkt 3.5. behandelt werden. Steht jedoch das Bewältigungsverhalten („Coping") wie im transaktionalen Stress-modell von Lazarus beschrieben im Vordergrund, so können spezielle Bewältigungsprogramme angeboten werden, um besser mit der Stressepisode umgehen zu können.

Als Bewältigungsstrategien eignen sich im Besonderen multimodale Programme, die sich in der Praxis bewährt haben. Dazu gehören Achtsamkeitsübungen wie autogenes Training, Meditation, Entspannungsübungen oder Yoga, die wie bereits in Punkt 3.4.2. erwähnt, in den betriebseigenen Sporträumen mit Hilfe eines Therapeuten erlernt und praktiziert werden können. Diese Mind-Body-Techniken wirken nicht nur dem Stress entgegen, sondern bewirkt auch, dass die Menschen ihren Körper neu wahrnehmen und beginnen, mehr Verantwortung für ihn zu übernehmen.

Denkbar wäre aber auch die Installation eines Boxsacks, da multimodale Maßnahmen bekanntermaßen bei männlichen Mitarbeitern aus verschiedenen Gründen auf wenig Resonanz stoßen. Sie sind teilweise als „Weiberkram" verpönt.

3.5. Maßnahmen zur Verhältnisprävention

Maßnahmen zur Verhältnisprävention sollen Arbeitsbelastungen psychischer und psychosozialer Natur reduzieren und gesundheitsbeeinträchtigende Arbeitsbedingungen geändert werden, um eine höhere Motivation und Zufriedenheit der Mitarbeiter zu erzielen. Dabei werden zwischen Optimierungen des Arbeitsplatzes oder der Tätigkeiten unterschieden.

1. Optimierung der Arbeitsplatzgestaltung
Zu einer gesunden Arbeitsumgebung gehört eine angemessene Gestaltung des Klimas, Akustik (Lärmbelastung), Fläche und der Arbeitsmittel. Ergonomische

Aspekte bei der Arbeitsplatzgestaltung wie höhenverstellbare Tische und Stühle, neue Flachbildschirme, Anlagen für ein gutes Raumklima und ausreichende Belüftung müssen berücksichtigt werden.

2. Schulung im Projekt- und Zeitmanagement

Damit die zunehmenden Belastungen und Anforderungen sich langfristig nicht zu chronischen Stresssituationen entwickeln, ist die Schulung im Projekt- und Zeitmanagement wichtig. Die Mitarbeiter erlernen hier die Fähigkeit, wie sie am besten ihren Berufsalltag planen und koordinieren können, um den hohen Herausforderungen gerecht zu werden. Je mehr Erfahrung und Sicherheit sie durch die Kenntnisse erfahren, desto besser können sie die Stresssituationen nach Lazarus mit dem problemorientierten Coping meistern.

3. Flexible Arbeitszeitmodelle

Eine Umfrage aus dem Jahre 2018 nach den Bedürfnissen von Mitarbeitern in deutschen Unternehmen (s. Abbildung 3) ergab, dass flexible Arbeitszeiten und Homeoffice bei den Mitarbeitern an den ersteren Stellen rangieren. Die Autonomie des Einzelnen rückt zunehmend in den Mittelpunkt einhergehend mit einer höheren Mitbestimmung der Arbeitsbedingungen wie flexible Gestaltung der Arbeits- und Pausenzeiten.

Flexible Arbeitszeitmodelle in Kombination mit der Möglichkeit von Homeoffice ermöglicht MitarbeiterInnen nicht nur ein autonomeres Arbeiten, sondern beeinflusst auch die Freizeitgestaltung. Eine aktive Freizeit fördert wiederum positive Aspekte auf die Gesundheit.

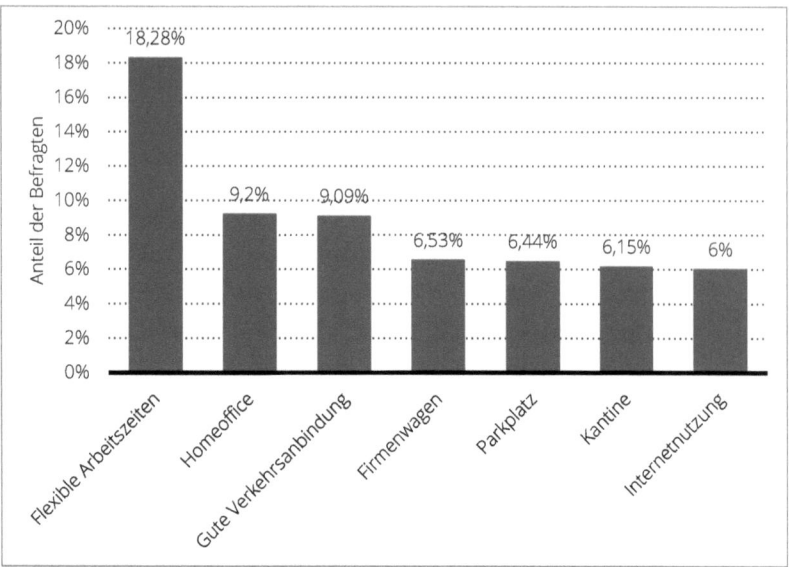

Abbildung 3: Bedürfnisse von Mitarbeitern in deutschen Unternehmen

(Quelle: Statista (2021): Mitarbeiter – Bedürfnisse in Unternehmen / Statista. Online verfügbar unter https://de.statista.com/statistik/ daten/ studie/ 187502/ umfrage/ beduerfnisse-von-mitar-beitern-in-deutschen-unternehmen/, zuletzt aktualisiert am 11.09.2021, zuletzt geprüft am 11.09.2021.)

4. Kritische Diskussion

Grundsätzlich gibt es bei der Implementierung vom betrieblichen Gesundheits-management einige wichtige Punkte, die zu beachten sind, da sie über den Erfolg bzw. Misserfolg der Präventionsmaßnahmen entscheiden.

Zum einen sind die Annahmen aller hier vorgestellten theoretischen Gesund-heitsmodelle zwar anhand von empirischen Studien untersucht und haben sich bei Interventionen in speziellen Bereichen bewährt, doch werden die Kriterien sehr allgemein ausgelegt und gehen im Einzelnen nicht auf unterschiedliche Ge-gebenheiten ein wie demografische Daten, sozialer Status, Geschlecht, Alter und Kulturkreis der Menschen.

Je nach Hintergrund und Lebensumständen der Menschen unterscheiden sich nicht nur das Beurteilungsvermögen in Bezug auf das Risikoverhalten, sondern auch die Motivatoren für eine Verhaltensänderung. Allein die Tatsache, wie hoch der Anteil Männer zu Frauen in einem Unternehmen verteilt ist, bestimmt und beeinflusst die Erfolgsquote einer bestimmten Präventionsmaßnahme. Es ist nämlich allgemein bekannt, dass Frauen grundsätzlich mehr auf ihre Gesundheit achtgeben und dadurch für Anregungen und neuen Ideen in Bezug auf Gesundheitsänderung zugänglicher sind als Männer. Auch die Verteilung der Tätigkeiten - Anteil Mitarbeiter in der Produktion und Büro - muss bei der Planung von Interventionen mitberücksichtigt werden.

Ein wichtiger Aspekt ist auch das Durchschnittsalter der Angestellten, da jüngere Arbeitnehmer gegenüber gruppenspezifischen Maßnahmen wie Achtsamkeitsübungen eventuell offener eingestellt sind als ältere Mitarbeiter.

Auch sollten die Maßnahmen so umschrieben werden, dass sie attraktiv erscheinen, ohne emotional anzuecken. So sollten Maßnahmen zur Stressbewältigung nicht als solche benannt werden, sondern als Entspannungsübungen kommuniziert werden. Eine Barriere für eine Teilnahme könnte die Angst sein, dass der Eindruck erweckt wird, das Individuum könne nicht mit Stress umgehen.

Eine weitere wichtige Komponente ist auch die Größe von Unternehmen und damit verbunden die finanziellen und personellen Ressourcen, die ein Unternehmen für das BGM investieren kann und will. Klein- und Mittelbetriebe (KMU) tun sich in der Regel schwerer, die bekannten Konzepte der Gesundheitsförderung zu implementieren.

Auch wenn die Gesundheit des Mitarbeiters bei einer betrieblichen Gesundheitsförderung im Mittelpunkt steht, ist oftmals nicht immer klar, was unter dem Begriff Gesundheit zu verstehen ist (Eberhard Ulich-Marc Wülser, 2018, S. 29). Der Begriff Gesundheit muss daher klar definiert werden.

In dieser Hausarbeit sollten Vorschläge unter Berücksichtigung von gesundheitspsychologischen Aspekten Präventionsmaßnahmen erarbeitet werden, damit das Unternehmen sich im Wettbewerb um Fachkräfte besser aufstellen kann.

Dagegen ist nichts einzuwenden, aber das sollte nicht der eigentliche Sinn sein. Eine effektive und effiziente Gesundheitsförderung erfordert eine ganzheitlich langfristig angelegte Strategie. Sie beinhaltet neben den Zielvorgaben auch Planung, Organisation, Durchführung und Kontrolle der Präventionsmaßnahmen. Auch bedarf es eines separaten Personalposten, der ausschließlich für diesen Bereich verantwortlich ist und als Ansprechpartner und Projektleiter fungiert. Zusätzlich sollte die Verantwortung für das BGM bei der Unternehmensführung liegen, um die Ernsthaftigkeit dieses Vorhabens zu unterstreichen.

5. Fazit und Ausblick

Es gibt viele erfolgsversprechende Konzepte und etablierte Maßnahmen, die in dieser Hausarbeit unerwähnt bleiben, weil sie sonst den Rahmen sprengen würden. Unter Berücksichtigung der vorgegebenen Rahmenbedingungen (Größe und Tätigkeitsprofil des Unternehmens) wurden hier nur die Maßnahmen erwähnt, die nach Ansicht der Autorin realistisch umsetzbar sind.

Grundsätzlich müssen jedoch alle Interventionen bedarfsgerecht auf das jeweilige Unternehmen individuell angepasst und zugeschnitten werden, was natürlich sehr zeitintensiv und mit hohen Aufwendungen verbunden sind.
Bei der Auswahl von Präventionsmaßnahmen könnte ein Gesundheitszirkel hilfreich sein, um in den jeweiligen Interessengruppen alle erforderlichen gesundheitsrelevanten Parameter abzurufen (Eberhard Ulich-Marc Wülser, 2018, S. 142).

Da alle Interventionen für die Mitarbeiter ein Kann und kein Muss darstellen, wären hier auch weitere Anreizmaßnahmen sinnvoll wie bspw. Gesundheitscoupons mit Zielvorgaben gestaffelt nach Anzahl von Teilnahmen an den Interventionsangeboten, die am Ende des Jahres mit einem Bonus vergütet werden.

Bereits vor mehr als 20 Jahren wurde von einem Vizepräsidenten eines international renommierten High-Tech-Unternehmens der Vorschlag gemacht, buchhalterisch das Kapital für Maschinen, Gebäude etc. als Kosten zu verbuchen, während die Ausgaben für Ausbildung und Qualifikation von Mitarbeitern als Investitionen gerechnet werden sollen. Hintergrund für diesen Angang ist der Gedanke, dass „Human Capital" wichtiger ist als Rohstoffe und langfristige Investitionen in diese Ressourcen sich auszahlen (Eberhard Ulich-Marc Wülser, 2018, S. 454-455).

Gut geführt können Unternehmen von ihren Mitarbeitern profitieren. Berücksichtigt der Arbeitgeber die Sorgen, Nöten, Wünsche und Ziele des Mitarbeiters, erzielt er damit die größtmögliche Motivation. Dadurch erhält er die höchste Arbeitsleistung: also eine Win-Win Situation.

Anlagen

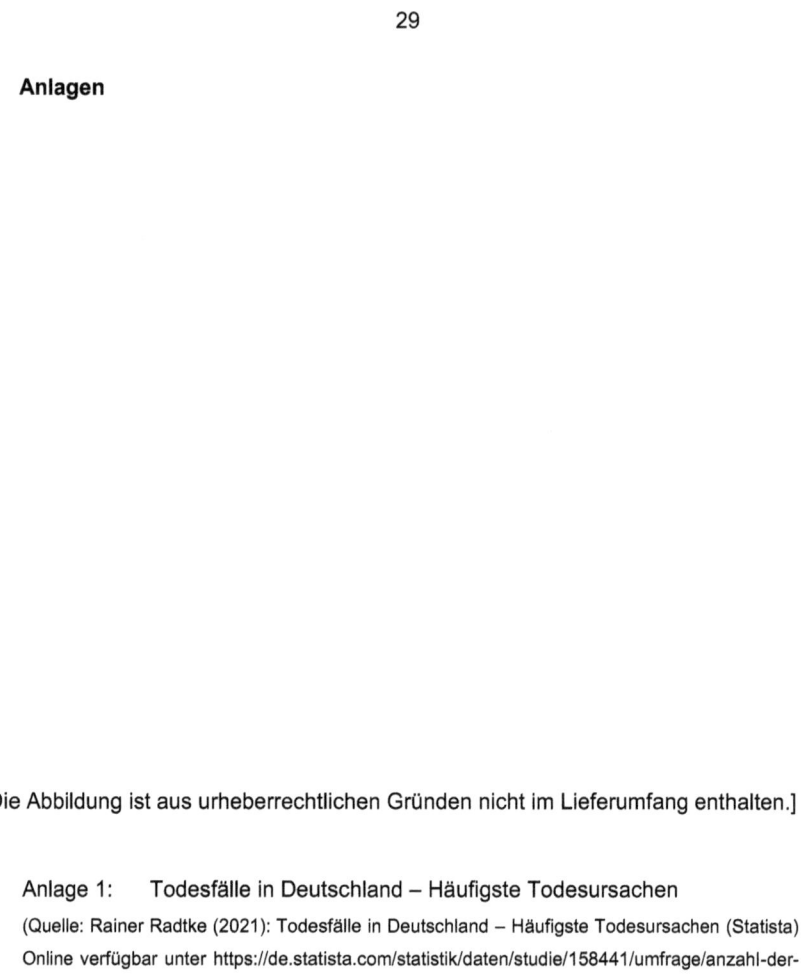

[Die Abbildung ist aus urheberrechtlichen Gründen nicht im Lieferumfang enthalten.]

Anlage 1:   Todesfälle in Deutschland – Häufigste Todesursachen
(Quelle: Rainer Radtke (2021): Todesfälle in Deutschland – Häufigste Todesursachen (Statista)
Online verfügbar unter https://de.statista.com/statistik/daten/studie/158441/umfrage/anzahl-der-todesfaelle-nach-todesursachen/, zuletzt aktualisiert am 04.09.2021, zuletzt geprüft am 04.09.2021)

Literaturverzeichnis

Badura, B. (Hg.),(2017). Arbeit und Gesundheit im 21. Jahrhundert. Springer-Verlag GmbH Deutschland 2017. Doi:10.1007/978-3-662-53200-3_1

Baumann, R., Daniel, S., Jansen, L. (2020): Studienbrief Grundlagen der Gesundheitspsychologie. 3. Auflage. Riedlingen: SRH Fernhochschule

Becker, M. H. (1974): The health belief model and personal health behavior. Thorofare, New Jersey: Slack.

Bundesanstalt für Arbeitsschutz und Arbeitsmedizin (2019). Volkswirtschaftliche Kosten durch Arbeitsunfähigkeit 2019. https://www.baua.de/DE/Themen/ Arbeitswelt-und-Arbeitsschutz-im Wandel/Arbeitsweltberichterstattung/ Kosten-der-AU/ pdf/Kosten-2019.pdf, zuletzt geprüft am 23.07.2021.

Bundesgesundheitsministerium (2019). Das Präventionsgesetz - https://www.bundesgesundheitsministerium.de/service/begriffe-von-a-z/p/praeventionsgesetz.html, zuletzt geprüft am 23.07.2021.

Deutsche Gesellschaft für Ernährung e.V. (2021). https://www.dge-medienservice.de/allgemeine-ernaehrungsempfehlungen/vollwertig-essen-und-trinken-nach-den-10-regeln-der-dge-infoblatt.html, zuletzt geprüft am 23.07.2021.

JobRad. https://www.jobrad.de, zuletzt geprüft am 23.07.2021.

Knoll, Nina; Scholz, Urte; Rieckmann, Nina (2017b): Einführung Gesundheitspsychologie. Mit 5 Tabellen und 52 Fragen zum Lernstoff. 4., aktualisierte Auflage. München, Basel, Stuttgart: Ernst Reinhardt Verlag.

Lazarus, R. S.; Folkmann, S. (1984a) Stress, appraisal and coping. New York: Springer.

Lebensmittel Zeitung (2011): Bedürfnisse von Mitarbeitern in deutschen Unternehmen. LZ 19/2011, 13. Mai 2011, Seite 44. Online verfügbar unter https://de.statista.com/statistik/daten/studie/187502/umfrage/beduerfnisse-von-mitarbeitern-in-deutschen-unternehmen, zuletzt geprüft am 30.07.2021.

Lippke, S.; Renneberg, B (2006): Theorien und Modelle des Gesundheits-verhaltens. In: Babette Renneberg und Philipp Hammelstein (Hg.): Gesundheitspsychologie. Berlin, Heidelberg: Springer Medizin Verlag Heidelberg (Springer-Lehrbuch), S. 35-60.

Meninsk, G. B. M. (2002): Körperliche Aktivität. Aktive Freizeitgestaltung in Deutschland. Bundes-Gesundheitssurvey. In: Robert Koch-Institut (Hg.): Beiträge zur Gesundheitsberichterstattung des Bundes 2002. Berlin: Robert Koch-Institut.

Michalsen, Andreas (2019): Heilen mit der Kraft der Natur. 2. Auflage. Berlin: Insel Verlag Berlin 2017.

Nier, Hedda (2017): Herz-Kreislauf-Erkrankungen verursachen höchste Kosten. In: Statista, 29.09.2017. Online verfügbar unter https://de.statista.com/infografik/11301/herz-kreislauf-erkrankungen-verursachen-hoechste-kosten/, zuletzt geprüft am 11.09.2021

Prochaska, James O.; DiClemente, Carlo C. (1983): Stages and processes of self-change of smoking. Toward an integrative model of change. In: Journal of consulting and clinical psychology 51 (3), S. 390-395. Doi: 10.1037//0022-006X.51.3.390.

Rainer Radtke (2021): Todesfälle in Deutschland – Häufigste Todesursachen (Statista) Online verfügbar unter https://de.statista.com/ statistik/ daten/ studie/ 158441/ umfrage/anzahl-der-todesfaelle-nach-todesursachen/, zuletzt aktualisiert am 04.09.2021, zuletzt geprüft am 04.09.2021

Robert Koch-Institut (Hg) (2015). Gesundheit in Deutschland. Gesundheitsberichterstattung des Bundes. Gemeinsam getragen von RKI und Destatis. RKI, Berlin. DOI 10.17886/rkipubl-2015-003.

Schwarzer, R. (2004): Psychologie des Gesundheitsverhaltens. Eine Einführung in die Gesundheitspsychologie. 3. Auflage. Göttingen: Hogrefe.

Statista (2015). Herz-Kreislauf-Erkrankungen verursachen höchste Kosten. Online verfügbar unter https://de.statista.com/infografik/11301/herz-kreislauf-erkrankungen-verursachen-hoechste-kosten, zuletzt geprüft am 30.07.2021.

Ulich, E., Wülser, M. (2018). Gesundheitsmanagement in Unternehmen (7. Auflage). Wiesbaden: Springer Gabler.

Gender-Erklärung

Aus Gründen der besseren Lesbarkeit wird in dieser Hausarbeit auf die gleichzeitige Verwendung weiblicher und männlicher Sprachformen verzichtet und das generische Maskulinum verwendet. Es wird an dieser Stelle darauf hingewiesen, dass die ausschließliche Verwendung der männlichen Form geschlechtsunabhängig verstanden werden soll.